五十余年の経験を持つ脳外科医が語る

医者の上手な使い方

丈夫で長生きする秘訣

藤田医科大学名誉教授
世界脳神経外科学会名誉会長
神野哲夫

現代書林

はじめに

人生百年時代がもうすぐ到来するとの事。それはそれで良い。

しかし実際、定年後、七十代、八十代、その後をどう過ごすのかは、なかなか結論の出る問題ではない。

小生五十年以上、医者として過ごしてきた。それも脳外科を専門とし、生きるか死ぬかの世界を随分見てきた。その経験から、人生百年時代を迎えるにあたり、最も重要なのは、

「少しでも丈夫に長生きする事」

であると思う。単に長生きのみでない。単に経済的な事のみでない。もの凄く、運動選手の如く丈夫、健康に過ごすという事でもない。「そここ丈夫で長生きする」という事である。

その為にはどうするか？　その点を中心に五十年以上経験した医者の立場より、一筆を記した。その内容は次に述べる如くである。

①医者のうまい使い方を知る（いろんな医者がいますよ）
②恐い病気と一般的な病気の差別をつける
③認知症予防に頭と体の体操を身につける（体の体操のみでなく!!）
④医者・医学界の裏側も一寸は知る

こんな事を中心に書いてみました。小生の如く、人生八十年を迎えた医者は、今更、医学界からも叩かれません。そこで、正直に素直に書いてみました。

本書で一寸でも丈夫に長生き出来るコツを知って頂ければ幸いです。

神野 哲夫

目次

第1章

医者のうまい使い方を知る

第2章

恐い病気と一般的な病気の差別をつける

第3章

認知症予防に頭と体の体操を身につける

第4章

医者・医学界の裏側も一寸は知る

終　章

高齢化社会を考える

第 1 章

医者のうまい使い方を知る

医者の使い方

与えられた人生で、そこそこ長生きするコツの一つに、医者の使い方がある。周知の如く、病院、医者は、ピンからキリまである。どれを選ぶかは大きな違いとなる。

ところが、この病院選び、医者選びは意外と難しい。テレビで芸人と一緒に出演し、解説している医者が必ずしも医学界で認められているものではない（むしろその逆かもしれない）。

小生の考える医者の選び方を次に述べる。

①まず、近い所で老医を見つける。それなりの経験を持っている老医で、これは仲間の話し合いで比較的すぐ見つかる（大学名誉教授、大病院の院長などをしていた人）。
②その医者に三～六ヶ月に一度位、一般的診察を受け、繋がりを持つ（血液検査など時折ここで受ける）。
③その老医に、頭、心臓、全身の検査をキチンとしてくれる病院、医者を紹介してもらう。
④つまり恐い病気は、癌、脳卒中、心臓病である。
⑤これらの病気は、症状が特に強くなくても、年数回検査を受ければ解る（脳ドック、心電図、全身ＣＴなど検査数は多くない）。
⑥それでもし異常があれば、それぞれの超専門医を紹介してもらう。その

検査を行った病院の医者からでも良いが、老医に紹介してもらうのも良い（医者とは仲間意識が強いから、仲間からの紹介状があれば、丁寧に診てくれる）。
⑦有名医（マスコミなど頻回に出ている医者）には、本当の良医は少ない事を頭に入れておく。
⑧さて、本当に難しい病気、特殊な癌、心臓移植等を必要とする場合は、医者選びは慎重に、慎重に。家族全員で情報を集める。もし本当の良き老医と普段より繋がりが強ければ、その老医が本物を紹介してくれる。
⑨ところで、恐い病気とは①癌、②脳卒中、③心臓病である。腰が痛い、関節が痛い等々ではない。良医探しはいざとなった時の治療の為である。

良医とは？

皆さん、〝病院選び〟〝医者選び〟に御苦労されていないだろうか。特に、最近の高齢化社会では、御老人の方々は更に御苦労されているのではないだろうか。

小生、老医の一人として、この事について若干考えてみた。

◉その一　医者の本質

最近、次の一文が深く胸を打つ。

「私の主治医は、実際には難しい事かもしれないが、まず宗教、そして哲学を学んで、その上に医学を学んだ人であって欲しい」

この言葉は、司馬遼太郎、ゲーテらが遺しておられる。

医者として五十年を過ごした今、この一文は、何か医の本質を突いておられる気がする。

そして、それに対して小生は、ほんのかけらも為し得なかった「我が人生」を心より恥ずかしく思う。

特に、最近のコンピュータ画面ばかり見て診察している医者、芸人などとテレビばかりに出ている医者、俺は「神の手」を持っているなどとのたまわっている医者、まるでデパート、マンションのような病院を建てる病院経営者等々……、世の中、この一文とはどんどんかけ離れていく。

◉その二　ロボット医学

最近、病院（特に大学病院等の大きな病院）を受診された方は、次のような印象を多かれ少なかれお持ちであろう。

「若い医者が多く〝てきぱき〟と動いているが、診察の時は殆んどコンピュータを見ている。患者さんの顔を見て話したり、患者さんの不自由な部位を触っての診察はまず殆んどない」

数年前、東京の慶應義塾大学病院が内閣府の戦略的イノベーション創造プログラム（SIP）でAIホスピタルモデル病院として採択された。

北川雄光病院長は、「医療そのものをロボットに任せるものではなく、医療者の負担を軽減し、医療者が患者さんに接する機会を増やして、患者さんにとってより温かみを感じる事の出来る、安心安全かつ高度で先進的医療を目指すものだ」と言われている。

小生の如く、医療ロボット時代の経験の少ない老医にとって、この上もない至言である。

小生、老医である。もう脳外科医としてどんどん手術する時期は終わった。しかし、高齢の患者さんを外来で診察する事は多くなった。

実に多くの事をその患者さん方より教えて頂く。考えさせられる事が多い。皆さん、人生を半分終わったと思われているらしいが、あと残っている半分は、あまり惨めな病気をしないであの世に行こうと思われているようである。

このエッセイには、

・その為にはどうするか?

・辛い思いをせずにあまりお金もかけずあの世に行くには?

そのような視点で老医の戯言を書かせて頂いている。

老医について

医者も年を取ると活動力、能力が低下する。おそらく、全ての業界で同じであろう。

医者にとって、例えば、

①手が震えるようになるから、微妙な手術は出来ない。

②物をポトポト落とすようになるから、手術が出来にくくなる。

③集中力が低下し、その時間も短くなる。

そして、

④何より体力が低下する。

一方、医者とは勝手なもので、

①いや、俺は九十歳近くになっても手術をするぞ！

②八十歳は全盛期だ！

等々。また最近は、「商売、商売！」「自己宣伝、自己宣伝！」の医者も大勢いる。

一方、老医は大局的に自分が拝見している患者さんを長生きさせるには、どのような方向が良いかなどは、確かに若い医者よりずっと深く考える。

①脳卒中の予防は？　検査法、何をどの位の期間で？（なるべく少ない頻度で、辛い思いをさせずに）

②癌の検診の具体的方法

③日常の過ごし方、食べ方、飲み方、何よりも薬（商売でなく）

そしてまた、

④何よりもそれぞれの病気で誰が本物の専門家か知ってもらう事が大切

更に更に、

⑤その専門家を個人的にもよく知っている医者（町医者）に普段は診てもらいたい

長い付き合いがある医者には頼みやすい。これは患者さんにとって何よりも大切な事である。世の中これほど、医療商売をしている病院、医者が多くなっているのであるから、誰が本物の専門家か？　その人に診てもらえるのか？　誰がそれを教えてくれるのか？　誰が紹介してくれるのか？紹介された医者が一目置く医者からの紹介状か？　等々(医者という者は、実績のある老医の紹介は一目も一目も置きますよ！)。

年老いた医者の使い道はいろいろある。患者さん、うまく老医を使って下さい！

老医の使い方

老医の使い方は大切である。老医である小生がこう申し上げるのは、いささかためらうが。

老医の特徴は、次の如くであろう。

①経験が豊富であろう。五十年位の経験がある人がいる。
②多くの成功経験もあるが、失敗経験も多くしている。
③病気の肝心のポイントが解っているようだ。
④現在は手術を自ら行うには適していない。お年寄りの皆さんは物をポト

ポト落としてしまう事を経験されているであろう。俗に言えば、もう〝大工仕事〟からは引退すべきである。年だから。

⑤中には多くの社会的活動を経験している医者がいる。社会の動き、世渡りのコツ、人の付き合いなどは豊富な人が多い。

⑥一方で、俗に言う偉い地位に就いていたので、いつの間にか〝デカい面〟をして威張る人がいる。

⑦これは老医のみではないが、患者さんに対して本当に優しい医者はそれほど多くない。もっとも若僧の医者よりは多いであろうが。

⑧医療の最先端にはどんどん疎くなっている。付いていけなくなっているのである。

⑨一方、医学に関しては、時間が若い頃より多く持てるので、読書や講演を聞く機会、時間が増え、益々蓄積されている。

⑩但し、高齢となると、医者のみに限らず忘れっぽくなる。これも要注意。

このような事実を踏まえて、小生が患者さんになった時は次の如くする。

①まずは老医に診てもらう。そこで自分の病態について話を聞く。全体的な把握をする。

②一般的な投薬療法などで良ければ、しばらくその老医に診てもらう（顔を立てる）。

③何か変な症状が続くなら医者を変える。その時、その老医にどの医者、病院が良いか推薦してもらうようにする。どのような医者、病院を紹介するかによってその老医の優劣が決まる。世の中、難しい病気の専門医はいる。そこに行かなければ治らない。

④本当の良医を紹介してくれる老医（老医に限らないが）は少ない。ここは注意ポイント。それ故、今、診てもらっている老医の経歴を知っておくのは大切である。それでも若僧の一般医に紹介してもらうよりは良い。
⑤本当の良医の紹介とは、その老医とその良医が過去に何かの繋がりがあるのか？　同じ大学出身？　同じ職場にいた？　等々である。医者の世界は意外とこのような繋がりが強く、その繋がりに乗って治療してもらうとうまくいく例が多い。

このように書いていくと、医者の世界で大関、横綱を紹介してもらうには、若い頃、大関、横綱の経験のある医者が一番良い。

但し、皆さん御存知の如く、横綱は必ずしも優しくない。苦労している患者さんに必ずしも優しくない。この辺が難しいところ！

患者さん、特に現役バリバリの方々、それに年老いた方々も、どのような医者に診てもらうかがその人の人生の長さを左右する。本当に要注意。

この辺に老医の使い方、利用の仕方のポイントがあるのではないか。

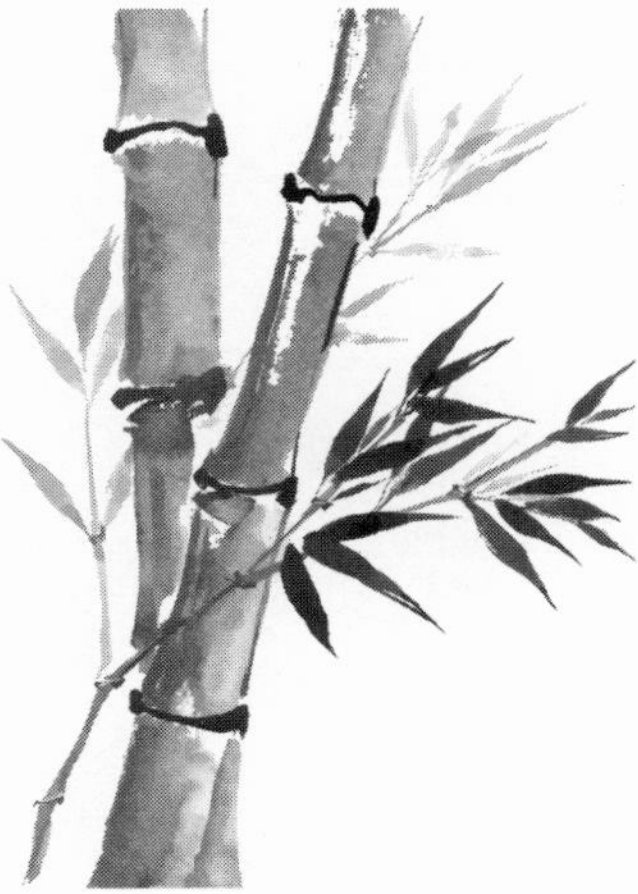

世界一の脳外科医―ヤサギル教授―

人間の世界、それぞれの業界、分野にて、本当に業績を上げた人は、一～二人であろうか。

脳神経外科の分野では、トルコ出身で最終的にアメリカで活躍したヤサギル教授であろうか。現在、九十歳を超えておられ、現役は引退しておられる。

小生は、脳外科の勉強を始めて以来、ヤサギル教授に脳外科の事のみならず、人生の送り方、そして何よりも医者としての人生の過ごし方を教わった。

御高名を聞いてから、アメリカに何回か行ってお会いした。また、小生の創立した藤田医科大学脳神経外科にも御教授に来て頂いた。一見、恐い方であった。皆、なかなか声をかける事も出来なかった。また現在のようにテレビに接触するなどという事は全くなさらなかった。日本人、一般の方で彼の名前を聞いた事のある人は殆んどいないのではないだろうか。病気の診断法、そして何よりも手術法を御教授頂いた。最も難しい頭蓋底脳腫瘍の手術法を、藤田医大の解剖室で実際に手を取って直接教えて頂いた。

ヤサギル教授に御教授頂いた点は、それに加えて、我が医者の人生の在り方、人間の在り方である。以下に記す。

ある時、アメリカにある彼の教室に伺った。そこで、ヤサギル教授、その医局員の前で講演させて頂いた。この時のディスカッションほど小生にとって厳しく、緊張した事は他にない。脳外科の各論、そして医者としての人生の在り方など、直に目の前でお教え頂いた。

いろいろ御教授頂いたが、その中で最も心に残った事は、以下の御教授であった。

ヤサギル教授は手術をする時、まず彼の教室員（弟子）が開頭する。そして、脳が現れた時にヤサギル教授が手術室に入り、脳の手術を開始する。その時、ヤサギル教授はあらわになった患者さんの脳に向かって、いつも次のような事を胸中にて言われるとの事。

「May I touch you sir？ I am an average neurosurgion.」

（貴方の脳にさわってよろしいでしょうか？　私はただ一介の平均的な脳

外科医ですが）

このように胸中で念じられて、手術を始めるとの事である。あの世界一の、最も多くの経験を持つ脳外科医が。

皆さんも周知の如く、医者の中には「俺は神の手を持っている！」「俺は仏の手を持っている！」などと、マスコミ等で言いふらし、高額な手術代を取る、自己宣伝一杯の脳外科医がいる。何と大きな違いであろうか。

前記した如く、司馬遼太郎、ゲーテの言われた事をもう一度。

「私の主治医は、実際には難しい事かもしれないが、まず宗教、そして哲学を学んで、その上に医学を学んだ人であって欲しい」

医者という職業は、本当に〝じんどく〟大変なものですね。でも全ては患者さんの為の人生ですね。

老人でいっぱいの外来風景

小生、目の治療で大学病院の眼科外来に通院した。多くの老人患者が来ておられた。皆、現在は無職のようであり、家族の若い人と一緒に来られている方が多数であった。一人でこの病院に来ても、手続き、治療を受ける事、会計等、そして院内を歩行するのも大変困難な方々が多く、小生も約五十年大学病院にて脳外科を担当させて頂いていた過去の経験からみると、驚くばかりの変化であった。

世の中変わった！　医業の世界も変わった！　病院もそこで働く人々の

態度も変わった！　何よりも患者さん方は老人社会の方々が殆んどであり、それを起点として全てが変わった！

世の中、日本の社会はこれら老人を誰が支えていくのであろうか？　全ては彼等が若い時に蓄えた財力を使って行われているとは思えないが。「老人に優しく！」はよく解る。しかし、その基盤を支えるのはどうしたら良いのであろうか？

今後、この問題は益々大きくなるであろう。とにかくびっくりした外来風景であった。

外来でのお年寄りの患者さん方との対話

医師も年を取ってくると、外来に来られる患者さんもお年寄りが多くなる。何となく、仲間意識が出てきており、外来での診察、会話も若い時とは異なり、飾り気のないものになっている。どのような会話が多いか、以下に列記してみよう。

①身体的訴えは注意深く聴く

(1)身体的には勿論、体がフラつく、特に夜間頻尿になっている為、トイレに行こうと立ち上がった時によくフラつく(これは医学的にも要注意症状。薬物療法により、将来、大事件につながらないようにしなくてはならない)。

(2)夜、よく眠れない。真夜中、数時間は眠れない。明け方になると数時間眠る。と言っても、昼間は時間があればいつもウトウトしている。

(3)寒くてたまらない。いつもズボン下を穿いているし、夜もセーターを着て眠る事もある。

(4)その割に、寒い日でも朝散歩に行く。

(5)酒はあまり飲まない（信用しましょう！）

身体的にいろいろな症状が出てくるのは、考えてみれば年齢相応なのであろう。ただ、医者としては注意深く聴いてあげないと、これらが将来の大事件につながらないとも言えないから。

②問題は精神的要素の多い訴えである

(1)「最近は話さなくなった！」「怒らなくなった！」と本人は言う。周りの家族は皆、首を振る。「怒りっぽくなって困ってます！」。

(2)テレビや新聞もよく見る。これも家族の方は首を振る。「いつもウトウト、眠ってばかりいます！」。

(3)外来で医者如きを相手にしても仕方なしと思われているのであろうか？　政治の話はまずない。経済の話もなし。国際情勢の話もなし。哲学的話もなし。未来の話もなし。

(4)そして、死は必ずしも誰にも遠い話ではないのに、まず具体的には話してこない。宗教の話は極めて少ない。

(5)御家族の方々はいろいろ面倒を見ておられるのであろうが、家族の具体的な話はまずない。
(6)子ども、孫の将来の話もまずない。
(7)そして、自分の人生の反省の話もまずない（表面的には）。

ただ、これらは心の中では十分過ぎるほど考えたり、信念を持っておられるのであろうが。我々日本人の心の奥の宗教心はこれらの事を他人と会話するような事ではないとの考え方が根本的にあるのであろうか？

加えて、戦時中、戦後の話もまず全くない。殆ど全ての方々の心の奥にあるのであろうが。

③年を取ると、皆、俗に言う「真の友達」はいなくなっていくのか

他人と話し合う事が嫌いになる（だからと言って、何をするではないが）。

そして、やはり深い交流を保つ知力・気力が衰えているのであろう。

いずれにせよ、このような傾向は、相手が医者であるからか？　単に外来で会うだけだからか？　相手が小生の如き人間だからであろうか？　このような世の中になってきているのであろうか？

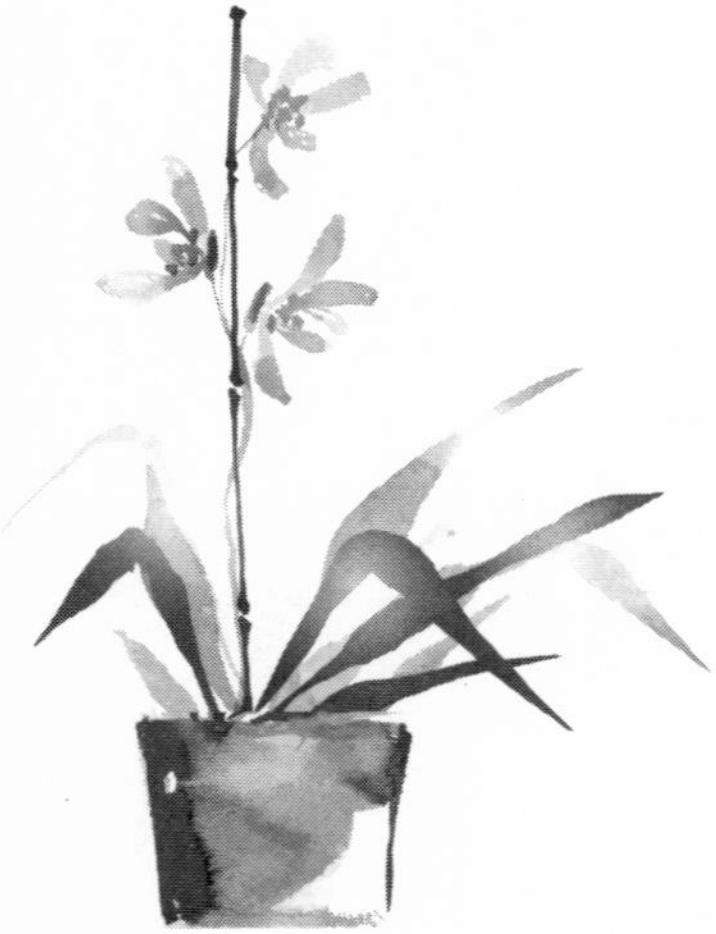

アルバム1

患者さんと共に出来るだけ過ごしたい

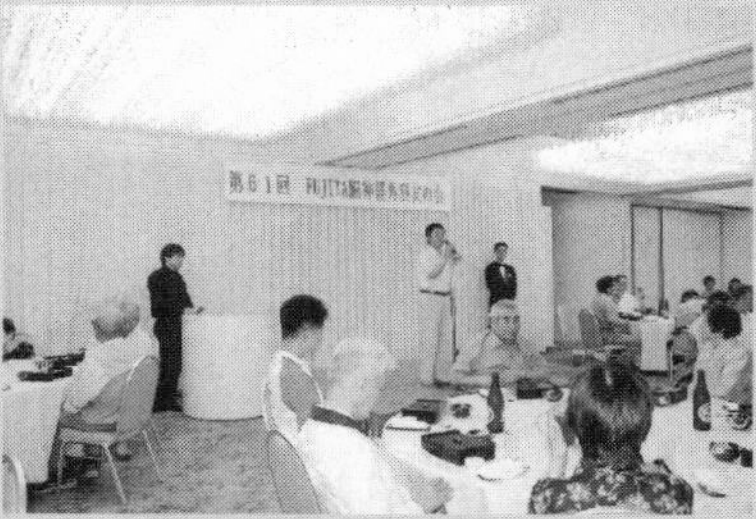

FUJITA脳神経外科友の会を結成

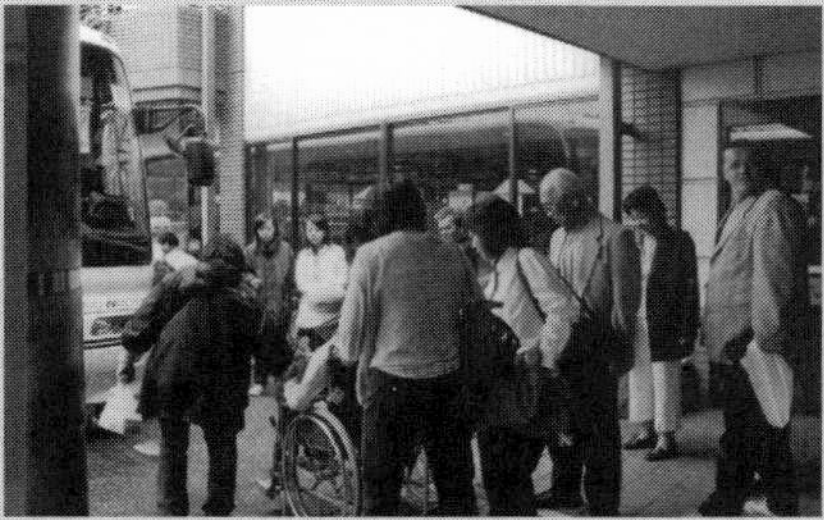

友の会旅行にて（時折、患者さん、ご家族と一泊旅行をする）

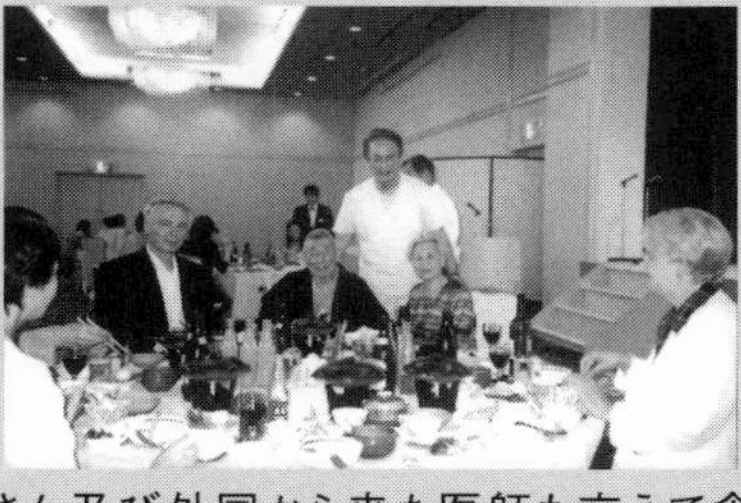

患者さん及び外国から来た医師も交えて食事会

突然来られなくなった患者さん

小生も年を重ね、老化の苦労が解るようになってきたが、最近、悲しい事の一つに以下の如くの事がある。

医師となり、脳外科医となって、約六十年が経った。多くの患者さんの治療をさせて頂いた。専門が脳神経外科の為、所謂「軽傷例」は少なかった。それ故、多くの方が私共の力及ばず、亡くなられた。幸いにして生き延びた患者さん方の殆んどがその後も外来に通って下さっている。随分長いお付き合いである。

しかし、最近、その中の方々で、いつの間にか外来に来られなくなっている方が増えている。

亡くなられていくのである。必ずしも原疾患が原因でなく、老化によるものが多い。七十歳を超え、八十歳を超えていくのであるから、ある意味、神様が決められている通り道かもしれない。年を取ったのは小生のみでない。ある時を境に突然、外来に来られなくなる。

最初は他に何か用事が出来たのか、医師を変えたのかと思っていたが、殆んどの方が老衰、転倒、心臓発作などである。家族の方々が外来に顔を見せて下さり、「長い間、ありがとうございました」と言って下さる。確かに何十年かのお付き合いであったが。

心よりご冥福をお祈りする他はない。「小生ももうすぐあの世に行きます。またそこでお目にかかりましょう」と心の中でつぶやく。

高齢の患者さんの特徴をもう一度

最近、病院の外来も老齢の患者さんが急増している。そのような患者さんを診察していると、ある種の共通点に気づく。老齢と言っても、七十歳以上、特に七十代半ば以上の方々である。以前はこの年齢の患者さんはそれほど多くなかったが、最近は多くなった。世の中変わった。

このような患者さん方の共通点を列記してみる。

①まず多くの方、殆んどの患者さん方は恐い病気、すなわち、癌、脳卒中、心臓病は持っていない。ただ、これらの疾患の恐れ、将来の可能性が全

くないと言っているのではない。

②殆んどの方々は物静かである。否、我慢して静かにしているのではない。喋りたくないのである。また、喋るという事に対して、昔のように意義を認めていない。

③皆さん、友達とワイワイ食事に行ったり、飲みに行ったりはまずしない。金がないわけではない。時間がないわけでもない。

④殆んどの方々は「毎日が日曜日」。

⑤自宅でゴロッとしている。テレビはつけっ放し、観ているわけでもない。よくウトウトする。熟睡しているわけでもない。

⑥食欲も減退している。食事の味にも興味を失いつつある。「まずい」から食べないのではない。

⑦殆んど孤独に過ごしている。

⑧困った事があるわけでもない。
⑨体力は確実に減退しているが、歩けないわけではない。
⑩若者をどんどん嫌いになっている。
⑪他人の事はよく解るようになっている。話し合わなくても、「この人は何を考えている」「この人はどんな人物か」等々、昔に比べれば本当によく読めるようになっている。

とにかく孤独。困って孤独になっているわけでもない。皆に嫌われて孤独になっているわけでもない。

「これが一番良いのだ！　もうすぐあの世に行くのだから」

以上、外来に何となく時間潰しに来られる高齢の患者さんの特徴である。

ただ、これは患者さんのみの特徴ではない。高齢者の特徴でもある。

メモの大切さ

歳を重ねると記憶力が低下する。周知の事実である。
ただ、これは認知症の始まりではないようである。認知症は言うなれば病的な状態だが、この記憶力の低下は神様が決められた人間の一生の一部であると思う。

小生も、一寸した記憶力の低下は出始めているが、最近気がついた事は、全て小さなメモに残しておくようにしている。

これは単に記憶力の話でなく、日常の行動を正確に意義あるものにする重要なテクニックである気がする。

メモ帳を選び、絶えず携帯するようにしましょう。

最近では、お年寄りの患者さんと雑談の中で、このメモの大切さを話し合う。

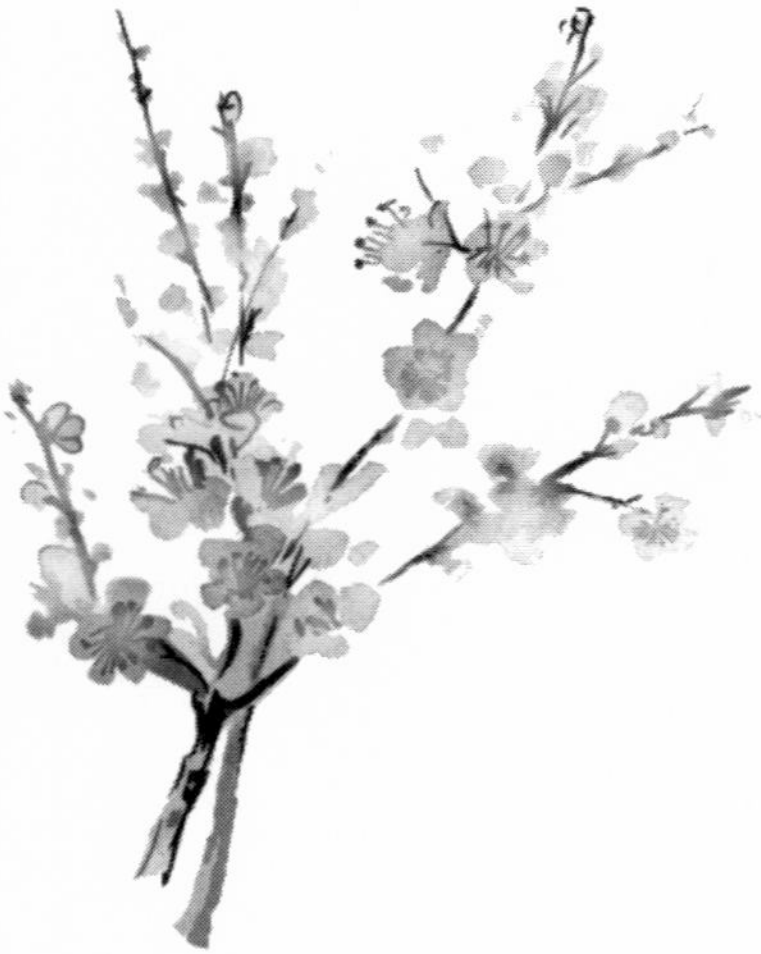

コラム

一寸した息抜き 1

白サギ

十年以上前、教授職を退任した後、先輩の縁があって、岐阜県の大きな私立病院に週一回勤務させて頂く事になった。

つまり、週一回は電車に乗り、愛知県より岐阜県に行く機会を得たのである。最初は、新幹線以外の電車に乗る事はこの何十年、まずなかった事なので、「これは何だ！」と思っていたが、ある時、窓より岐阜の広大な農地が続くのをボンヤリと眺めていたら、きれいな足の長い白い鳥（白サギ）が、その畑の中で、獲物を漁っているのを見た。

こんなきれいな鳥、真っ白で、背が高く、首が長く、足の長い鳥を見たのは、脳外科の患者さんのみを診ていた小生にとっては初めてであった。

それ以後、一週間に一度、この「白サギ」を見るのが楽しく、一生懸命に岐阜に通った（岐阜に行くには、朝六時の電車に乗る。岐阜は寒いし、夏は暑い）。

この鳥を見ていると、心がフーッと和む。皆さん同じであろうか？　毎日、この鳥を見ながら人生を送られている方がおられるとしたら、心より羨ましい。

白サギが畑に来るのは、季節により差があり、同じ畑でも一定の畑があるようだし、一羽で来るのが常のもいるし、いつもつがいで来るのもいる。また五〜十羽のグループ（？）で来ているのもいるようである。彼等にも彼等なりの社会やお付き合いがあるのかな？

重症患者、救急患者、厳しい患者さんやその御家族ばかり見て、お世話させて頂いてきた八十歳の老人にとって、神よりの「一寸は心を慰めよ」との贈り物を頂いているのであろうか。

第2章

恐い病気と一般的な病気の差別をつける

そこそこ丈夫で長生きするには？

小生も高齢となった今、そろそろ人生も終了であろうが、出来ればそこそこ長生きしたい。

最近、老医の一人として、我が職業柄、そこそこ長生きするコツを自分でも考えている。以下、そのコツを簡単に記す。老齢の読者の方にほんの僅かでもお役に立てれば。

①高齢者に恐い病気は、

(1)癌

(2)脳卒中
(3)心臓病
である。そこそこ長生きするには、この三つの病気は早期に発見しなければならない。
②腰痛、股関節痛、単なる下痢、便秘などは、一度は検査が必要だが、癌などでなければゆっくり治療すれば良い。
③恐い病気を早期に発見するには、
(1)良き医師を見つける（大学病院や大病院でなく、町医者で良い。ただ、医者としてそれなりの実績のある者。あまり若い医者でなく、出来れば経験の豊富な老医が良い）。
(2)その、そこそこの病院で全身の状態を見る為に、
・年に一度はＭＲＩ、ＭＲＡ検査を行う

・年に一度は全身CT検査を行う（胸部、腹部に癌がないかを診る為）
・年に一〜二回は心電図をとる

④癌、脳卒中、心臓病の可能性がない限り、その近医に一〜二ヶ月毎、通院し、あまり強くない薬をもらう。これを毎年繰り返す。

⑤もし万が一、癌、脳卒中、心臓病の可能性が見つかったら、その近医、或いは知り合いの老医より、大学病院等の大病院のそれぞれ専門医を紹介してもらう。

⑥紹介してくれる老医は、しかるべく経歴を彼の人生に持っている老医が良い。そのような老医からの紹介状があれば、大学病院の医師、特に若い医師も丁寧に診てくれる。誰に紹介してもらうかが大切である（紹介状なくして大学病院を受診した人はよく御存知であろう）。

以上、要約すると、恐い病気は、

①癌
②脳卒中
③心臓病

大切なのは、普段からの医者選び。

恐い病気（？）はもう一つあります。それは〝認知症〟と言われる状態です。これは章を別にして記します。

癌はなぜ恐いのか？

癌は基本的に完治しないと思っている。極めて多数の癌患者さんを拝見してきた現時点での結論である。

ただ、将来は完治する時が来ると信じているが。

癌は基本的には現在の医学では完治は難しい。寛解、一時的改善などは多数ある。しかし、絶えず再発を恐れ、その検査を繰り返す精神的負担は極めて大きい。

特に、小生の専門の脳神経外科の領域に於ける「癌」、すなわち「悪性脳神経膠芽腫」。我が人生、多くの患者さんを治療させて頂いたが、完治した方は、二人、もしくは三人位？であろうか。

とにかく、この病気ほど、「真の専門医」、そして心の奥から患者さんと寄り添う医者に診てもらわねばならぬと強く思う。

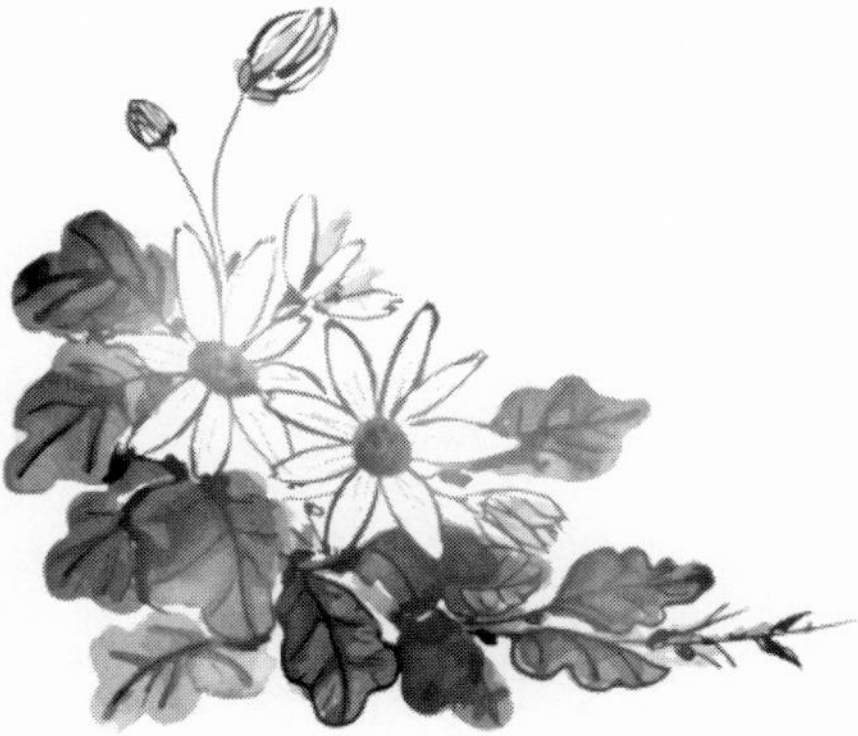

脳卒中はなぜ恐いのか？

脳卒中は多くの方に突然発症する。そして、突然死もあるが、多くの方は手足の不自由、社会生活が短時間で失われる。

ただ本当は、前兆がないわけではない。しかし、一般の方々にはなかなか解らない。それを理解するのは難しい。

高血圧、不整脈など、これらは一般的な症状であるが、それらを本当の専門医に診てもらった方が良い。年に一回か二回。そして、脳の血管の検査など、高齢になるに従い、行った方が良い。しかし、これも専門医による。七十代に入ったら、年に一回位は診てもらう方が良い。

なお、心臓病に関しては、小生は専門家ではないので、ここでは差し控えさせて頂く。

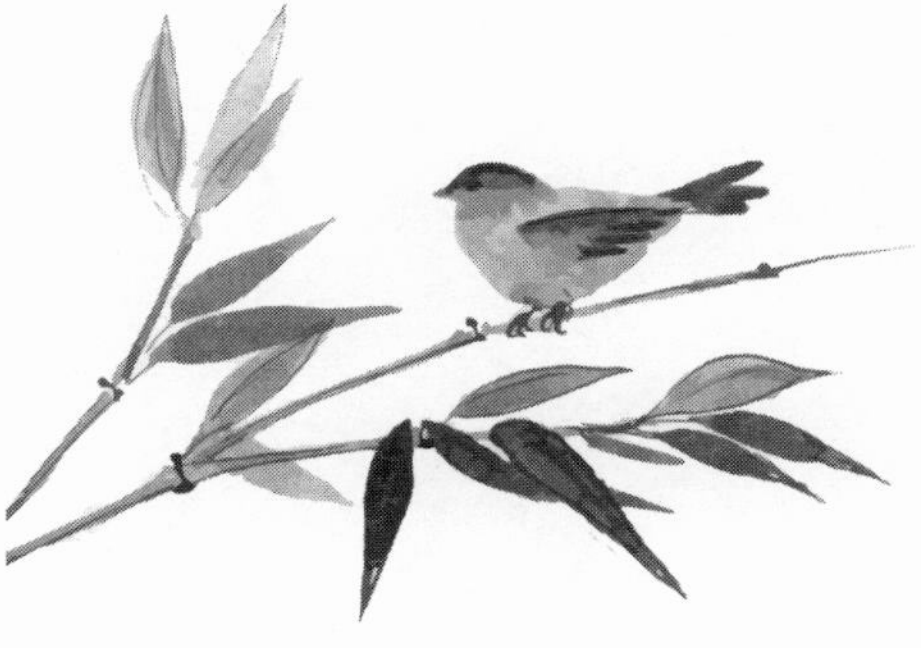

コラム

一寸した息抜き 2

満開の桜
——あと何回見られるかな？

二〇一九年四月、桜が満開になった。小生、いつもの如く、満開の桜にはその美しさ、素晴らしさに心を打たれる。しかし、本年は格別であった。四月生まれの小生は、本年八十歳となった。

以前より、八十歳まで生きていられるかなと思っていた。父、母共に若死にしている（父は戦死）。何かいつも、桜の満開があと何回見られるかと思うようになった。

所謂、若い頃は、医師として、それも脳外科医として、ゆっくりと満開の桜を見た記憶はない。多忙と言えば多忙であったのであろう。

しかし、今は違う。現役引退し、手術をしなくなり、多忙さは減少した。ただそれだけではない。あの世に行くのがもう遠くない未来であるとの実感もあるし、老化に伴う心の余裕も若干出てきた。

「桜はこんなにきれいなのか！」

我が人生で初めて得た実感であった。

第3章

頭と体の体操を身につける認知症予防に

認知症とは？

日本は現在、「認知症」という病気の事で騒々しい。高齢化社会に伴い、認知症が多くなり、社会生活に支障を来しているとマスコミ関係も一生懸命に報道している。

ところで、「認知症」とは何であろうか？

小生、脳機能の研究、脳外科医としての治療等、全国で多数の患者さんの面倒を六十年近くさせて頂いてきた。世界脳神経外科学会、アジア脳神経外科学会などを通じて、国際的にも指導させて頂いてきた。そのような老医が現在も極めて多くの認知症、或いはそれを恐れる患者さん方とお付き合いをさせて頂いている。

そして、それでも認知症は、その定義、治療法等、まだまだ未知の世界にあると思う。マスコミが大声で言うように、明らかになってきた等というのは全くの「ウソ」である。

認知症の他に、所謂、植物症（遷延性意識障害）という、命はあるが周囲との正常な交流が出来ず、全く動けない人生を送る患者さん方がおられる。脳卒中、頭部外傷等が起因であり、本人も勿論、周囲の方々、特に御家族の苦労は大変なものである。

現在もこの病態の治療は極めて難しいが、小生らは「脊椎後索電気刺激療法」を開発した。そして、この問題を更に解決に向かわせる為に、「日本意識障害学会」を二十八年前に創立した。この会は現在、益々堅実な発展をしている。本会の特徴は、患者さん御本人も参加出来るし（多くの方は議論出来ない）、それ以外に患者さんの御家族も参加する、極めてユニークなところにある。

ここで、この会の事に触れたのは、認知症関係の学会も近い将来、その御家族も参加出来るようにしてはと、心の内で思っているからである。

さて認知症であるが、専門家より見て、その病態の実像、診断法、治療法はまだまだ確立していない。

東北大学名誉教授・松澤大樹先生が開発された松澤式ＭＲＩにて海馬の形態、その働きが解るようになって大きな進歩をしたのだが、その撮影法を採用している病院は全国でもまだ少ない。松澤先生と国立有名大学関係者との間に葛藤があったようである。

また治療法として、アリセプト、メマリーは最近よく使われるようになったが、まだまだである。これらの薬は副作用も少なく、効果もあると小生は考え、小生自身も約五年前より予防薬として服用している（治療薬ではない）。

夢を見る事（あまり良い夢ではないが）が唯一の副作用と言えるかもしれないが、夢は頭の体操となるようである（散歩が体の体操となるように）。小生はむしろ患者さんに「夢をどんどん見ましょう」と言っている。

さて、以上は医学者、脳神経関係の専門家としては雑談であり、以下に現時点での真の問題点につき、所信を若干述べてみたい。

①認知症の診断は極めて難しい。若年者に症状があれば比較的診断は容易であるが、高齢者に出た症状が病気と言えるのか？

②症状の良化、悪化は治療によるものか？　神の決められた人の生き方の流れの一部のみではないか？

③治療やアリセプトを投与して症状が良くなっても、それは薬の作用なのか？　神のお働きか？　生活環境の変化か？　御家族の態度の変化によるものか？

④症状の良化が何らかの検査で証明出来るのか？

⑤単にアリセプト等を風邪薬の投与の如く、投与する（処方する）のみで良くなるのか？

⑥薬の投与以外に、医者として、本当に真から患者さんに寄り添う心、態度が必要なのではないか？

⑦御家族の理解と協力は極めて大切であるが、それはどうか？

要するに、どの診断法で良いとか、どの薬で良いのかなどという単純な事ではなく、医者側からも真の医者の本質が問われる治療ではなかろうか？　並の医者が治療の良し悪しを簡単に言える病態なのか？

このような理解は日本のみでなく、国際的にもまだまだである。小生、国際学会には頻回に出掛けるが、これらの点につき真の業績のある医者を知らない。

その事を忘れて、特定の薬の話のみをする日本のマスコミには気をつけねばなるまい。認知症に対するアリセプト、メマリーの効果は認める。だから私自身も五年以上服用している。しかし、特効薬ではない。本当に難しい病態である。

認知症治療の一端

「認知症」――この言葉は現在の社会では大流行である。この言葉の医学的意味は解らなくても、一般の方々には理解しやすいらしい。

小生の外来は、元々、お年寄りの患者さんが多く、元来「脳の病気」の医者と思われているので、この認知症が心配で来られる方々が多い。

しかし、専門医の一人として、この認知症の診断、治療は難しい。根本的に認知症の症状は、人間誰しもやがて遭遇する状態であるという事を、患者さんのみならず、周辺の方々も充分知っているからである。すなわち、これは「神様の決められた道筋」であるからであろう。故に、誰しもが遭遇する症状である。それ故「病気」なのかどうか迷う状態が多い。

医学的にもこの認知症の診断、治療は、絶対的なものが未だない。診断も難しい。病気なのか？　単なる老化に至る、人間誰しもが遭遇する状態なのか？

治療は更に難しい。世界的に、これという治療法はまだない（この件で、ノーベル賞をもらった人はいない）。

小生は東北大学名誉教授の松澤大樹先生の開発された、海馬のＭＲＩ診断を行っているが、これ以上のものは未だない。また、治療法としては、アリセプト、メマリーの二種の他には見当たらない。

普段の行動としては、新聞を読む事が大切（出来れば、左翼系と右翼系を読み、比較する）。散歩は体の体操であるが、新聞を読むのは「頭の体操」である。

認知症の診断、治療について、まだまだこれからであるのに、マスコミでは、若僧の医者が解った事のように言っている（恥ずかしくないのであろうか?）。バカな医者が増えてきた。

後期高齢者の頭の体操

後期高齢者の認知症予防について、最近のテレビでは芸人達が一緒になっていろんな事を言っている。

脳神経外科を大学病院にて五十年以上経験してきた小生も、後期高齢者の仲間入りをした。俗に言う認知症の予防は本当は何であろうか？　これを最近よく考える。

以下に述べる事もその方法の一つであろう。

①毎朝、複数の新聞を読む。

どのような新聞でもよいという訳ではない。小生の場合は、最低二社、朝日新聞と読売新聞である。各新聞の好き嫌いを論じるのではない。周知の如く、朝日新聞は俗に言う左翼系、反政府系であろう。一方、読売新聞は右翼系であろう。どちらに賛同するかは、個人の問題であり、他人がとやかく言う事ではない。しかし、この左翼系と右翼系を毎朝読み比べると、その違いが本当によく解る。それぞれの派が日本、世界、国民をどのように引っ張っていきたいのか、何を目的としているかの違いが大変よく解る。

何も細かい字まで丁寧に読む必要はない（高齢者は目が悪くなっている）。大文字のところのみでも良い。ただ、毎日、毎日読む。

これほど、頭の体操になる事はないと小生は考えている。テレビでは

「頭の体操」などと「体の体操」の事はよく言うし、どうやらこれと「毎日、散歩」を混同しているらしい。毎日、複数の新聞を購入するのは若干の経費も必要であるが、専門家の一人として是非お薦めする。

②スマホも良いが、これでは上記の如くの「頭の体操」にはならない（指はよく動かすが、思考する過程が得られない）。

③記憶力の低下は元来、防ぎようがない。これは実は「神様が決められた人間の運命」であるから。解決策の一つは、徹底的に「メモ」に記し、残す事。メモ帳、ボールペン、その保管方法の確立が解決してくれる。繰り返すが、神様の決められている通り道を我々は全員避けて通るわけにはいかない。

以上、自身が後期高齢者の一人として普段心掛けている事である。

コラム

一寸した息抜き

3

空の素晴らしさ

空ほどきれいなもの、素敵なものはない。最近つくづくそう思う。青い空、白い雲、その重なり具合、配置などなど。世の中に他にこれほど素晴らしいものがあるであろうか。

もっとも、小生は若い頃、空をまじまじと見た覚えはない。忙しかったのか？　素晴らしいものと感じる感性が低かったのか？

あの空の素晴らしさは、誰も人工的につくる事は出来ない。全て自然の事。神のつくられるものか。二度と同じものはない。
ヒトとして、人類の一人として、我が生涯に於いて素晴らしい
ものを見せて頂いている。

神に心より感謝。

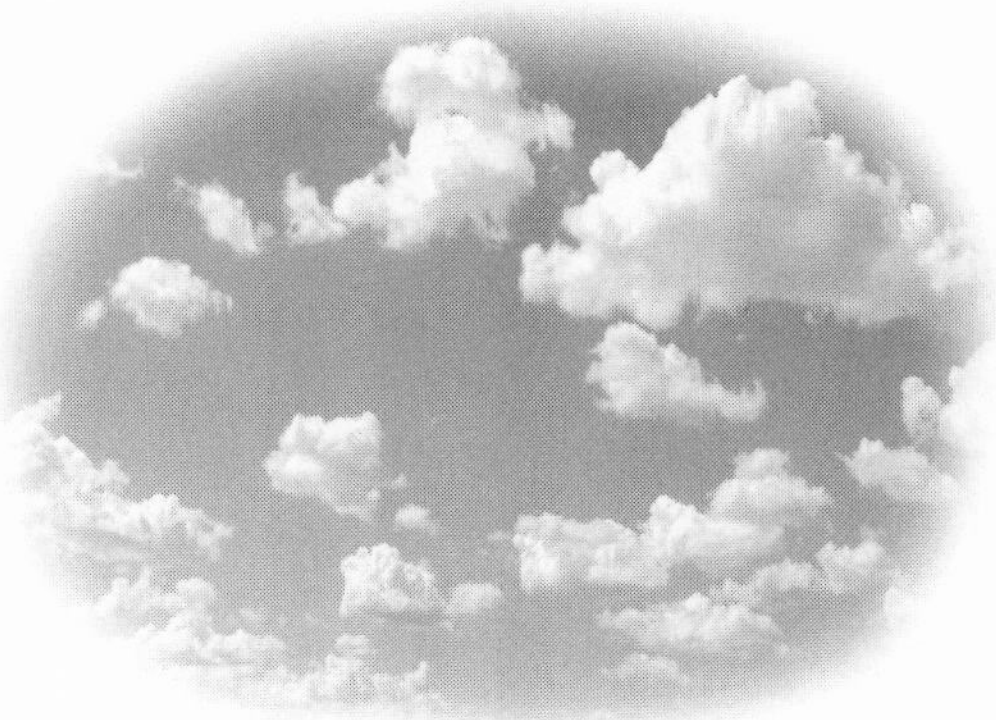

第4章

医者・医学界の裏側も一寸は知る

医者（脳外科医）はどのような生活をしているのか？

◉その一　脳外科医の在り方

脳神経外科医はどのような人生を送るのか？　否、送るべきか？を最近、よく考える。勿論、答えは既に解っている。即ち、人様々、人それぞれ御勝手。しかし、それにもかかわらず、どの脳外科医も脳外科的疾患を患った患者さん方に最善を尽くすべきだ！　そのような人生を送るべきだと。

しかし、それでも脳外科医を約五十年、職業として、人生の仕事として行ってきた小生には、実は、心の中でいろいろな答えがある。勿論、どれが良いかは一概には言えない。ただ、高齢になると、自分が脳外科の患者となった場合、どのような脳外科医に治療してもらいたいかは、はっきりと解るようになった。

現在はいろいろな脳外科医がいる。

①俺は手術が得意だ！　手術を主にする。
②外来で患者さんの方を見ずに、コンピュータの画面のみを見ている。「それが一番正確だ！」。
③テレビに芸人などと出演するのに一生懸命。
④全てに自己宣伝型の脳外科医「『神の手』を持っている！」。
⑤論文は殆んど作らない、否、作れない。即ち、学問はない。

⑥脳外科医でチームを作り、協力し合っていこうなどという脳外科医はどんどん少なくなっていく。

⑦大体、世界でも、日本でも「我が一生のうち、国家、人民を少しでも動かそう」と思う脳外科医はまずいない。

冒頭で述べたように、「人の人生は、人様々、個人の御自由だ！」と言ってしまえば、それで終わりである。人間の人生とは、そんなものだと神様は決めておられるのであろう。

しかし、これも年を取ると、淋しい想いがするのも確かである。

「何の為に我が人生はあるのか？」

最近の若い脳外科医を見ていると（必ずしも既に若くはないが）、何か根本的な人間の在り方、他人との接触方法の違い等がどんどん我々の時代とは異なってきている気がする（個人差は別にして）。

まず、先輩、恩師を想う気持ちはどんどん少なくなっている。これは医者の世界、我々脳外科医の世界のみではないようである。

人間誰しも、周囲の人々、先輩、後輩、恩師、弟子等と、所謂〝うまくやっていかねばならぬ〟。現在、政界・官界などで話題になっている「忖度」である。

そんなものがなくて、国家、人民、国民、会社、家族がうまく行けば、これに越した事はない。しかし、そんな社会、人間はこの世では殆んどいない。否、シャットアウトされている。脳外科医と言って、それもしないで、手術、検査ばかりしていても、患者さんにとって最終的に良い事は何もなかろう。

では、どうしたら良いのであろうか。

一人一人の人間が大きな能力、尊厳な人生目的を持っているわけではない。また集団を引っ張り、集団として大きな多岐にわたる仕事をするようにする能力のある脳外科医、否、人間は殆んどいない。

どのように考えても直ちに答えの出るものではない。ただ、このような事が大切なのだと、若い人達、仲間に先輩より絶えず話しかける事が大切なのは確かであるが。


何回考えても結論は出ない。ただ、繰り返すが、昔の偉人、例えば、司馬遼太郎、ゲーテらは、

「私の主治医は、実際には難しい事かもしれないが、まず宗教、そして哲

学を学んで、その上に医学を学んだ人であって欲しい」

と言われている。

◉その二　当直室でヘアードライヤーの使用

小生、四十代の頃の事である。

藤田保健衛生大学病院に救命救急センターが設置された。ＩＣＵ、ＣＣＵなど、当時としては、立派な設備が整えられた。しかし、救命救急医療は日本でも始まったばかりで、医者自体の関心も今ほど強くなかった。要するに、人材不足であった。

ＩＣＵは脳外科的疾患の患者を診る事より始めた。つまり、脳外科医が全て診るという事であった。三百六十五日、昼、夜を問わず。

開設当初、このメンバーは二人。小生と片田和広先生（放射線学教授）のみであった。やがて若いレジデントが少しずつ集まり始めた。ただ、彼等に最初から一人で当直などやらせるわけにはいかなかった。

結果として、小生は当時、自宅に帰るのは週一回あれば良い方であった。風呂は当直室で入った。パンツは履いたまま入り、風呂の中で洗い、浴室を出て、当直室にぶら下げて乾かした。しかし、翌朝まだ乾いていないので、ヘアードライヤーで乾かした。

こんな生活が二年続き、やがて若い同僚が少しずつ肩代わりをしてくれるようになった。

今となっては、ヘアードライヤーを使っていた自分が懐かしい。

◉その三　大学病院、外来にて

藤田保健衛生大学病院は、一九七三年五月にオープンした。当時としては、近代的な立派な建物であった。

小生は脳外科医として、勤務を始めたが、当時は脳神経外科という独立した部門はなく（全国的にも）、小児外科のメンバーと共に「外科」の一人としてであった。

開院翌日より、張り切って出勤した。

しかし、患者さんは一人もいなかった。特に脳外科的治療を要する患者さんは。

当時、小生の所属した「第一外科」は、小児外科の専門医はおられたが、脳外科医は実質的に小生一人であった。一人では何も出来ないから、最初は小児外科に興味を持たれていた片田和広先生と共に診療する事になった。当方の体制は整った。が、しかし、患者さんは来ない。

片田先生は、頭が切れるのみでなく、運動神経も抜群であった。暇で仕方がないし、広い外来には誰もいないので、二人で縄跳びをする事になった。小生は片田教授に教わりながら一生懸命であった。

公的な仕事の時間に、大病院内の外来にて、誰に遠慮する事もなく、〝縄跳び〟をしたのは、我が人生でこの時のみであった。

現在、老人となった今、この時間をとても懐かしく思う。片田先生との交流の始まりでもあった事に感謝している。

やがて、六ヶ月後には、外来は早朝六時より始めなければならなくなったし、前日の夜から朝の外来の始まりを待合室で待っていて下さる患者さんで一杯になった。

◉その四　ネット上のお医者様

最近、テレビ、週刊誌、ネット、新聞などに所謂、事件、世相、政治、経済等々の解説が一杯である。医学、医療に於いても同じ。

小生の仕事である医療に関しても、「先生の意見とネットで調べた意見とは違う！」「先生の処方した薬はネットには出ていない！」等々、ネット第一で、小生の見解など、次、またその次と考えて物を言う患者さんが、時折外来におられる。

小生も気になり、時折ネット等を調べ、それぞれの専門領域の友人に聞いてみる事がある。

その友人たちの殆んどの答えが「そのネット情報は間違っている。誰が書いているの？　そんな医師名知らないなぁ！」である。

要するに、医学のそれぞれの分野で本当に活躍し、研究し、専門学会で成果を発表している医師はそこには殆んどいない。多くは何処かの開業医であり、著名な大学病院やセンターに属していない。そして若造のようである。彼等は名前を売りたい。ネットなどの情報機関もそのような者を使えば費用がかからない。

しかし、一般人はこの辺の区別がつかない。

これも御自由か！　いろんな面で酷い世界になってきたもんですね。

◉その五　「担当医は連休中でおりません」

小生の知人が骨折にて大学病院に入院した。その骨折の方は順調に回復しているが、毎日、高熱が出るとの事。

小生も医師であるので、その高熱の原因を知りたく、主治医の一人に面会を求めた。

世は十連休との事で、国民、皆のんびりレジャーや休暇を楽しんでいる時であったが、「担当医の中の誰でも良いから」と、病院で面会をお願いした。しかし、看護師の答えは、「今、連休中なので医師は休んでおります」との事。

世の人々が連休を楽しむのは御自由である。しかし、大きな病院で、担当科の医師も休んでいるので面会出来ないとは何事であろうかと驚いた。国民や患者さんに休みがあるのは御自由!! しかし、原則として医師には休みはない! 全ては患者さんの病状中心に人生がある。

このような傾向は昔からあった。しかし、最近は酷くなった。特に最近の若僧の医者達は根本的な医者としての教育を受けていないのか? 或いはそのような素質のない者達が多くなっているのではないか?

ただ医学界の一つの例えでない事を祈る。

◉その六　コンピュータを学び、更に宗教、哲学を学ぶ医師

最近、大阪で学会に出席した。終了後、大阪より名古屋まで、同門の若い医師の車に同乗させてもらい帰宅した。

その車は新しく、多分、高価な車なのであろう。帰る道路の交通状態、それぞれの地点での注意点、運転中の注意点など、全てが自動的にアナウンスされ、何ら交通渋滞にも巻き込まれず、スムーズに帰宅した。このように車もコンピュータ化された時代に来ているのを初めて知った。

我々の職業である脳神経外科の領域でも、手術のコンピュータ化が進んでいる。術者がコンピュータの指示に従い手術をする時代も、もうすぐそ

こまで来ていると聞く。老医師としては、脳の細かい難しい手術も全てコンピュータがするなどという事は信じられないが、腹部外科の分野では既に実行されているところがある。

手術前に患者さんの病態の全てをコンピュータに取り込ませ、後はスイッチを押すだけであろうか？　素晴らしいというか、手術が正確になるというか、何と言ってよいのか解らない。合併症など、万が一にも起こらないようになる時代が来るのであろうか？　ただ、喜んで良いのか？　満足して良いのか？　患者さんは幸せになるのであろうか？

コンピュータ学のみを学んだ医師に治療してもらうのは、患者さんにとって幸せであろうか？

患者さんは病により、多くの御苦労、心配、自分の人生への影響、家族の心配など、心の中は本当に心配で心配でたまらないのであろうから、それがコンピュータ医師で助けられるのであろうか？

別章でも記したが、司馬遼太郎さんやゲーテが書き残している一文をよく思い出す。彼等は言う。

「私の主治医は、実際には難しい事かもしれないが、まず宗教、そして哲学を学んで、その上に医学を学んだ人であって欲しい」と。

この要望に応えられる医師は、世の中に多くはいまい。今の若い医師に言えば、「そんな事、この忙しいのに出来る事ではない」と一笑に付されるであろう。まして、今後、コンピュータ医学が益々盛んになれば、尚更の事であろう。

とすれば、今後の医師は、「コンピュータ学を学び、宗教を学び、哲学を学び、そして医学の真髄を学ぶ」という大変な職業となるのであろうか。

◉その七　脳外科が全く変わった

日本脳腫瘍の外科学会に参加した。本学会は二十年前、小生もその創立に深く関わったが、その後、嘉山教授、斎藤教授が発展させられ、今日に至っている。

八十歳となった小生はおそらく現在は最年長の参加者であったろう。

今回の学会では、強いショックを受けた。それは、脳腫瘍の治療が大きく変わったという事である。従来の、単に手術、放射線療法、化学療法の時代はおそらく十年前に終わっていたのであろう。退任後、学術的な勉強を重ねてこなかった小生が何も知らず、今日、気がついた時は「世の中全く変わっていた！」という事であろう。

脳腫瘍の治療が、深い学術的研究、知見、放射線学の驚異的な進歩、そして何よりも治療に関わる脳外科医の勉強する事、知っておくべき知識が、従来の単に大工仕事的なものを中心とした脳外科医のそれとは、全く別の世界、別の世界に住む人、住める人がする事となっていた。小生如き、単なる医師、外科医では全く手の及ばぬところとなっていた。これで完全に引退である。

これからは従来の脳外科医の行ってきた仕事は、学者、研究者が主体となって行われるのであろう。否、もう既にそうなっている（単に大工仕事ではなくなっている）。

医療機器もどんどん新しいものが作られている。極めて高価で多種にわたる。開業医などはもとより、地方の医科大学など、その購入の為の費用など、都合をつける事など全く出来ない。超一流国立大学の一人舞台となっている。

我々も、もし自身が癌、脳腫瘍などの、重症疾患を患った時、住んでいる地方の大学病院、センター等に行くだけでも良いであろうか（?）。まして や、開業医などは、やはり風邪などを診る単純な病院、お年寄りの介護などのみをする時代になっている。本当はもう既にそうなっている。これが正直なところであろう。

世の中、全く変わった。医学も変わった。脳外科も変わった。

退任していて良かった！

国際的活動について愚考

脳神経外科医として、いくつかの仕事がある。手術、研究、教育等々であり、これは本来、国内外にわたるものであろう。

ところで、殆んどの脳外科医はこれらの事を国内的に行っている。それで良いのかもしれないが。

他の領域でも同様であろう。医学の他領域のみならず、政治、経済、文化、スポーツ等、あらゆる領域に於いて。

現在、実際に国内外で活躍している日本人はそれほど多くないのではなかろうか。その活躍度が最も良く解るのは政治家、スポーツ、文化、芸能の仕事をしている人達であろうが。

最近、国内のみに限らず、国外、国際的に活躍されている日本人は、学者の世界、医者の世界ではどうであろうか。

小生は一介の脳外科医であるので、医学界でも他分野の事情はよく解らない。ただ、脳外科の領域では国際的に人目につくような活躍をしている人は現在は殆んどおられない。

よって、脳外科医同士の国際交流もそれほど著明でなく、スケールの大きな国際学会も日本で主催される事はない。

なぜ、このような傾向になってしまったのであろうか？

マスコミがいろいろと海外情報を伝えるので、それで十分海外の事は知り得ていると思っているのであろうか。

或いは、当時のトランプ氏の言う如く、この面でも全てアメリカ中心の傾向が強くなっているのであろうか。

或いはまた、日本人が足元の一般的な生活が安定していればそれで十分で、わざわざ海外にて価値観の異なる人達と上手な交流をするなどという事はしたくなくなっているのであろうか。

或いは、このような事は政府、官僚が全てうまくやると心の中では安心して任せているのであろうか。

優秀な大学に極めて高い偏差値を得て入学し、国内でそれなりの社会的地位を得て、それで一生を終える。

世界の揉め事は平和憲法が守り、「平和！　平和！」「憲法改正反対、再軍備反対」、そして「アメリカは嫌な国だ」などと言いながら、金を払わず、アメリカに日本を守ってもらっている。今後もそれで行きそうだ。


「それで良いのだ！　それで満足！」

「わざわざ国際的活動をしなくても良い」

「国外へ行くのは観光のみで、充分幸せ！」

このような根本的なマインドを、日本の脳外科医も皆、持っているのであろうか。

そして、この傾向は益々強くなっているのであろうか。

アルバム2

我が国際的活動

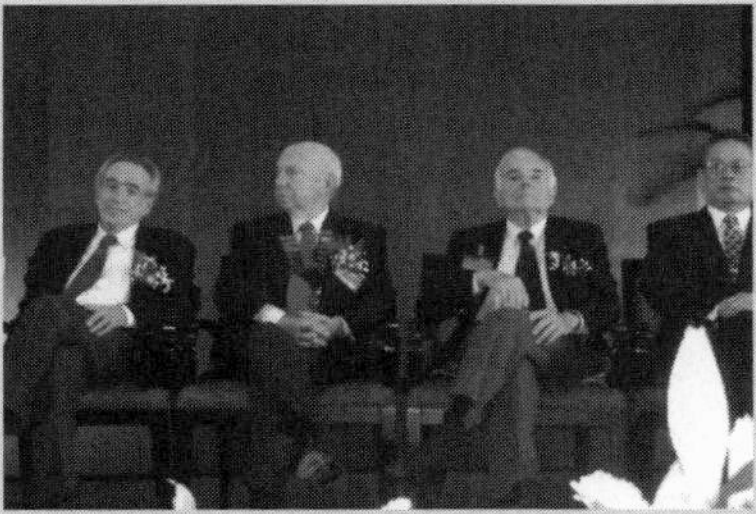

世界脳神経外科学会総会（右端が著者）

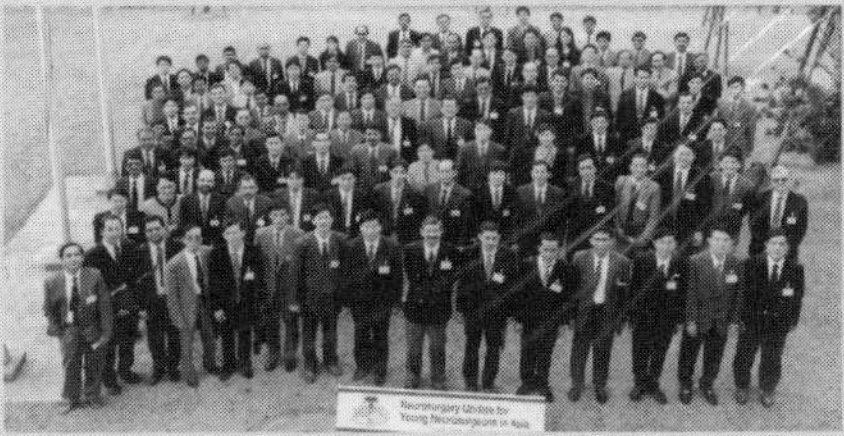

第1回アジア脳神経外科学会の集合写真（1993年　トヨタにて）
参加者総数3518名：1993 ～ 2008年

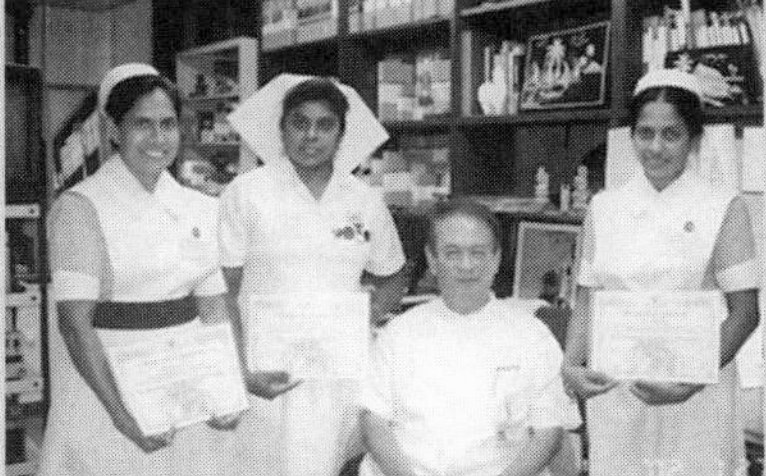

インドより来日し、日本で研修する看護師

◉その一　日本の学者の力のなさ

シリア、北朝鮮問題などを見ていると、小生も下の方でその一員である日本の学者達の力のなさを痛感している。

チョコチョコと○○会などと銘打って、会議で提言などをしているが、世の流れには全く関係ない。国家、人民の動きには全く何も影響を与えていない。

これは、これで良いのであろうか？

いろいろな仕事の職人などと同じで、所詮、この程度の人間の集まり、そして集団に過ぎないのであろうか？

元々、実行力の無い人間の集まり、行動力の無い者の集団である事は既に歴史上証明されているが、知性の面でも、人民、国家を引っ張れるものが何もなくなっている事は極めて残念である。

いろいろな情報は、スマホ、テレビで国民には嫌というほど入る。あまりにもその情報が多すぎて、国民も思考能力が減少し、何が本物か、それでは自らは何をすべきかの思考は少なくなっている。

このような世の中の流れが、学者達を更に弱くしているのではないだろうか。

まずは、学者たちが大いに反省する事より始めねばなるまい。自分達は、国家、人民の為に何も役立っていないという事を猛省する事こそ、第一歩ではないか。

◉その二　日本の若い医者の海外留学とは？

日本の若い医者には、「私は海外に留学した」と言う者が比較的多い。主として、アメリカであり、比較的有名な大学である。

彼等の留学の経験とは、どのようなものであろうか？

通常、期間は一〜二年。そこで例えば、脳神経外科を専門としたい者は、アメリカの脳神経外科医と一緒に、毎日、数多く手術をしているのであろうか。多くの患者さんの主治医となっているのであろうか。

皆さん帰国すると、「俺は多くの経験をした！」「良い勉強、仕事をした！」と言われるが、実際は何をしてきたのであろうか。

殆んどの者が、医局に所属し、毎日病院には行くが、実験室に行く。そこでアメリカの若い医師達と基礎的研究をする。

実際は、彼等の手伝いをしている。そして、週一回か二回、その室の臨床検討会に於いて、末席に座り黙って聞いているのみ。

臨床との接点はそれだけ！　手術、回診等はまず行わない。まあ、言うなれば彼等の実験助手であろう。

しかし、帰国後は「患者を多く診た」「手術した」などとのたまわる。

それがおそらく全科的に日本人医師の留学の実態であろう。

でもでも、帰国後、日本人の前で言う事は、一人前、二人前。

まだまだ、戦争に敗けた黄色人種の若い医者には、今後もこのような事が続くのではなかろうか？　患者さん、要注意！

◉その三　サッカー、世界ランク六十一位　※二〇一七年時点での話です

日本のサッカーは、世界ランキング六十一位である事を、日本人は御存知なのであろうか？　二〜三人の日本人選手が本場のヨーロッパで活躍しているとマスコミや世間は騒々しいが。

サッカーはヨーロッパのスポーツ。日本やアジア起源のスポーツではない。元来、体格、運動神経が白人連中に及ばない。

また、サッカーはアメリカでは行われていない。彼等はヨーロッパ人が始めたスポーツなど全く頭からバカにしているから（アメリカンフットボールが断トツ）。

黒人の世界はまだ全体的にスポーツを一つの産業として国家的なものにするなどまで、国家、国民レベルが達していない。まず、日常の食べ物を確保しなければならない。

日本人がサッカーでも世界ランキング十位以内に入るには、まず体格、運動神経より高めなければならない。これは経済状態を向上するのみでなく、人間としての遺伝子の改革から手をつけねばなるまい。あと何年かかるやら。

医学、医者の世界も似ていなければよいが。

◉その四　北朝鮮訪問

私の患者さんの一人に、軽度脳卒中の方がおられた。その方は北朝鮮の方で、診察するうちにいろいろな話をするようになった。

そして、一度是非とも、北朝鮮を訪れ、当地の脳外科医と交流したくなり、訪問が決定した。

旅程は極めてスムーズであり、空港、ホテル、そして何よりも人々が大変心優しく、頭が良さそうであった。

我々は仲間（皆、脳神経外科医関係）三人で、当地の医師、そして脳神経に興味ある医師達と回診をし、手術場に入り、それらについての討論を何回か行った。

若い医師達は、頭が良さそうであった。数は多くないし、まだ未発達な面も多々あるものの、皆、本当に心優しく、ジェントルマンであった。これは想像以上であった。

彼等とは、その後も日本でもお付き合いしているし、若い医師は藤田医科大学も訪問された。

勿論、政治、経済的な話は全くしない。若い次の世代が、患者さんの為に一生懸命であったのに、心を打たれた。

北朝鮮訪問は新聞でも紹介された。ここに、その交流の写真を載せる。このような事には政治の話が全くない。医療バカである小生にとっては嬉しい交流であった。

アルバム3

第二回北朝鮮訪問（2007年）

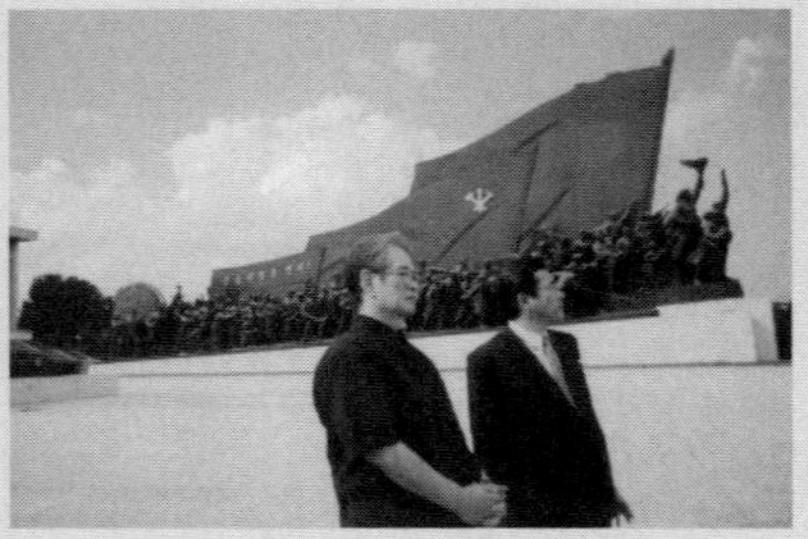

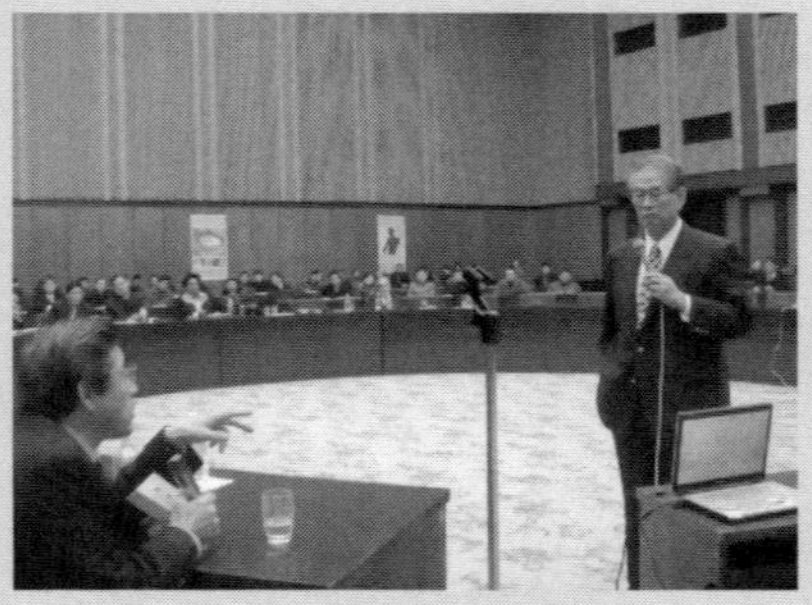

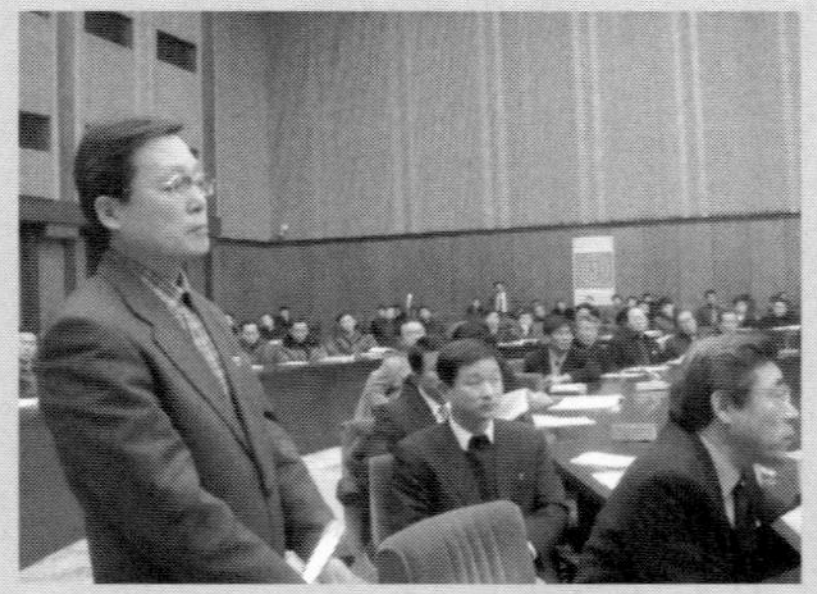

◉その五　インドとの交流

インドには医学国際交流の一環として過去三十年以上、往き来している。国際的には小生にとって第二の故郷と言ってよかろう。

最初にインド人に接して以来、強く印象に残っているのは、第一に人柄の根本的な良さで、やはり元祖仏教国の人々であるのを、今も強く感じている。

第二は頭の切れの良さである。

根本的な頭の良さは日本人より上ではなかろうか、と脳神経外科の専門医として心より思う。

足りないところは次の点である（小生などが申し上げるのは失礼かと思うが）。

①組織力は強くない。

国家、人民を動かそうとする人は少ないのではなかろうか。よって、世界的に各分野でリーダーは少ないのではないか。

②やはり、経済力がまだまだである。

資源が少ないのか？　或いは広大な土地の活用を考える人が少ないのか？　世渡り上手で金儲けを第一とする人が少ないのか？　何か根本的に金儲けに一生懸命になる人が少ないのではないかと思うが（たかが医者如きの語る事ではないかもしれないが）。

しかし、心の温かい交流であった。

多くの事を、人間として、医師として、多くの方々より御教授賜わった。

現在の日本人は私を含め、多くの事、例えば現代の日本人は権利の主張は二人前、義務の履行は半人前など困った事が多いが、今後、インド人との交流を深める事により、人間としての根本の在り方、人と宗教の関わり方など多くの事を学べると思うが。

基本的に宗教が人生の基盤を成している人は素晴らしい。

アルバム4

インドとの交流

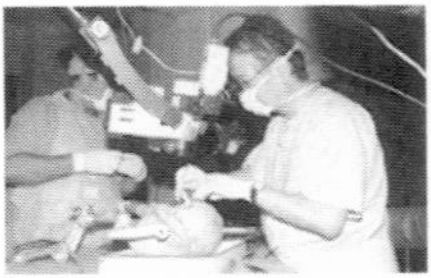

Cadaver Dissection Workshop in India

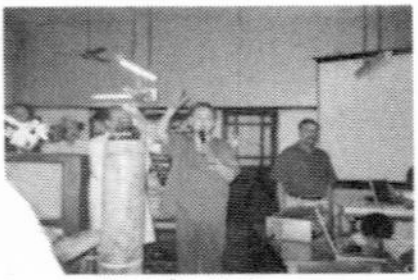

The 3rd India Japan Neurosurgery Conferenceに於ける Cadaver dissection course

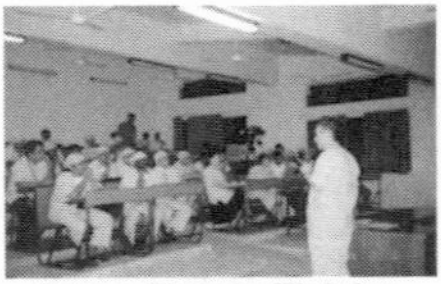

Cadaver Dissection Workshop in India

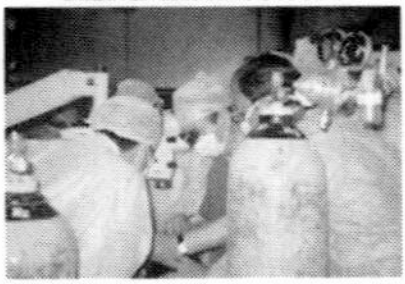

Cadaver dissection course in India

インドの若い脳外科医と共に

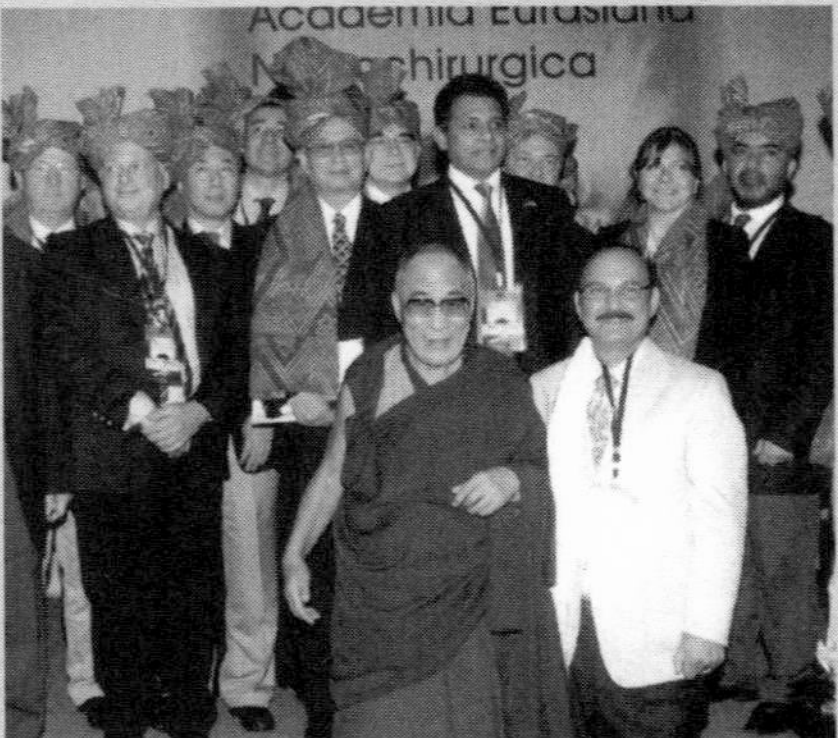

脳外科学会に参加するダライラマさん

◉その六　ミャンマーの印象

国際医療支援に関して、ミャンマーとのお付き合いが重なる。始まりは、もう二十五年以上前から脳外科医としての交流、研修生の受け入れ等々、長いお付き合いである。

本当の始まりは中学生の頃、鑑賞した映画『ビルマの竪琴』であった。あのラストシーン、「おーい水島！　一緒に日本に帰ろう！」であった。戦時中に父を失くした小生にとっては、一生忘れられない。

さて、ここでは二〇一七年三月に訪問した時の印象を残しておきたい。

とにかく、我々がお付き合いしている医療関係者は頭が切れる。優しい態度、表情、そしてお人柄は間違いない。皆さん、恩義を大切になさる。この気持ちは現代の日本人を超えているかもしれない。

医療関係に関しては、その建物、材料、組織などはまだ発展途上であるが、昔に比べ、「知らない」という事はない。経済的問題が背景にあり、苦労されているようである。

とにかく、この頭の良さ、お人柄を基にして、総じてアジア諸国の中では、将来、その発展が大いに望まれる。

やはり問題は、国家全体の政治、経済なのであろう。空港などは昔とは比べ物にならないほど良くなっている。道路も一部では高速道路も出来た。素晴らしい建物も多い。

しかし、総じて正反対の事も多く在る。貧乏な方々も多いようであり、また特に交通ルールを厳守するというレベルまでは国民全体が未だ至っていない。

そして、病院は大部屋が殆んどであり、その大部屋は患者さんで一杯。さらに各ベッドの仕切り（例えばカーテン）等は全くない。プライバシーは全くなし。患者さんにとって、今後の大きな問題であろう。

政治的には、中国の影は殆んど全く感じないが、一方で、アメリカの影響力も感じない。

この辺の国家としての身の置き所に、いろいろ問題があるのではなかろうか。

国民は頭が切れて、誠実、堅実である。これが小生の現段階での総括。

小生、命のある限り、今後も御協力していきたい。

◉その七　日本の役人の海外医療支援への関わり方

小生、海外医療支援の仕事を若干してきた。

海外支援と言っても、脳神経外科の領域であり、発展途上国、主としてアジアの若い脳外科医の育成、施設の新設などである。

全てがうまくいっているわけではないが、全ては弱き立場に立たされた患者さんの為であった。

発展途上国の海外支援には、医師らの個人的な努力のみでは充分でなく、やはり、日本国よりの国家的支援も必要である。

しかし、この方面での収穫を我々は充分に得られていない。全ては国家的な決定に基づくものであり、その国家的決定は役人、官僚、そして彼等の指名する有識者によって行われている。

これはある意味、止むを得ない事、或いは当然の事かとも考えられるが、実際にその決定グループに入っている有識者に本当の海外の患者さんの世話、支援、治療をした人は殆んどいない。ほぼ全員、何か別の〝仲間意識〟で選ばれた人々のようである。

海外での学会に、日本のこれらの団体名、指導者、実務者の名を挙げても、知っている人はまずいない。

実務という面から見ると、どうしてこのような素人ばかり集まっているのであろうか？

これが役人スタイル、日本の官僚スタイルなのであろうか？　皆さん、超有名大学卒の秀才であろうに、実務はほぼゼロに近い。

最近問題となっている日本の役人の種々の問題点も同様なのではなかろうか。

小生の役人批判は、現在の、特に一部マスコミや一部の市民団体の訴えている事とは少し異なるような気がする。

「忖度」などという事ではなく、真の解決を図る事の方法とは、何かどんどん異なってきているのではなかろうか？　そして、その行動に国民の払った税金がどんどん使われている。

お役人様、様々でも良い。しかし、本当のお役人であって欲しい。

◉その八　多分、最後。日本脳神経外科学会出席を終えて

二〇一八年十月十日〜十三日、日本脳神経外科学会総会が仙台にて開催された。小生も例年通り出席したが、今回は学会前日の会長招宴のみにて名古屋に帰った。

脳外科医になって約五十年間、この学会は小生にとり、最も重要なものであった。出席するのみでなく、多くの発表を行ってきた。そして、それはそれなりに評価のあるものであったと自負している。

しかし、八十歳の後期高齢者となると、同年配の方々とテーブルを一緒にして招宴に出席するのみになった。末席に行けばいくほど、若者が多く、殆んどは顔も知らない、名前も知らない。

年寄りのみのテーブルは皆静かである。誰も今更、自己宣伝をするわけでもなく、誰に偉ぶりたいわけでもない。食事に出てきた物もモリモリと食べる者はいない。

皆、心の中で思っているのであろう。「今年最後で、出席はもう止めよう!!」と。老人達の出席は年々減っていく。一方、顔を知らない若者がどんどん増えていく。

しかし、同時に以下のように思う。

①現在、突出して活躍している者はいない。特に若い者の中で。
②国際学会で活躍している者もいない。
③何だか、年々、日本の脳外科学会の国際的ランクは下がっている（個人的にも）。
④日本の脳外科学会の最大の特徴は、日本の学閥中心、それも国立大学中心、それも限られた大学のみ。
⑤それらの大学による世界で注目されている脳外科的研究はまずない。
⑥これだけ国立大学（限られたもののみ）中心の国は世界にはない。これこそ、日本の脳外科のみでなく、全ての分野で下り坂の真の原因なのではなかろうか。
⑦一方、今回の学会出席で、今更ながら強く印象に残ったのは、若い世代

の〝世渡り術〟はかなり上手になっているという事である。これは、脳外科、医師の世界のみではないのかもしれないが。

⑧とにかく、日本の脳外科学会自体のみならず、会員のうち、誰も、国家、人民を動かせる者はいない。

結果として、日本が全ての面で劣化しているが、日本脳神経外科学会も同様であると思いながら帰って来た。

◉その九　若い脳外科医のあるべき姿

この章の最後に、医師としての姿を一寸示しておく事にする。

脳外科医の生活

1　朝6時より仕事開始
2　手術・外来・入院
3　学会（海外13～15回／年）殆んど日帰り
4　夜、疲れていても帰る前にもう一度、患者さんの顔を見て
5　日曜、祭日でも、10分でよいから患者さんに会いに行こう

患者さん達は、
ベッドの横に来るナースの姿、顔付きでなく、
ベッドから、病室から立ち去るあなた方の後ろ姿を見ています

患者さんのベッドの右に入って行きますか？
左に入って行きますか？

・土曜、日曜　サヨウナラ
・土曜、日曜　手術当たり前
・俺が休むと、人が死ぬ
・毎週日曜　朝7時　全員集合
・アメリカ、ヨーロッパ、一泊当たり前（時差を入れると）

コラム

一寸した息抜き 4

人生って、こんなものかな（胸を打つ言葉）

子ども叱るな来た道だもの、
年寄り笑うな行く道だもの、
来た道行く道ふたり旅、
これから通る今日の道、
通り直しのできぬ道

妙好人《みょうこうにん》（浄土教の篤信者のこと）

終　章

高齢化社会を考える

現在の一面(?)

二〇一八年四月十四日、朝日新聞「オピニオン」で以下の投稿を読んだ。

老後も働けって? ほっといて　無職（岐阜県　68）

高齢社会の指針となる政府の「高齢社会対策大綱」が決まった。少子高齢化で働き手が減っていく中、一人でも多くの高齢者に働き続けてもらいたいとの思いが強く込められた内容だ。安倍晋三首相は「高齢者を含めた全ての世代が能力を存分にいかし、幅広く活躍する社会の実現が重要だ」と述べたが、私は違和感を覚える。

私は中学校教員として、早朝から夜遅くまで働き、休日は部活動で多忙だった。退職した今、預金はほとんどなく年金で細々と暮らしている。だが現役時代には行けなかった映画館を訪れたり、読書にいそしんだりしている。私のように、余生は趣味を楽しんで、のんびり過ごそうと考えている人は多いと思う。

今般の政府の大綱はこのような余生の送り方を否定的にとらえ、国の経済成長のための歯車になれと督励しているようなもの。何だか戦時下の国家総動員法による国民徴用令みたいではないか。

足りない働き手は外国人労働者の受け入れ推進やロボットの開発・導入で賄えると思う。高齢者の生き方を国が統制しないでほしい。

そして、小生はこう考えた。

①人間らしいものだな！

②今の日本の一面をよく表しているな。
③これはこれで御自由だが、日本はこれから大変だな！
④このような人達が、他人が払った税金で飯を喰う事が多くなるのは、これから日本はどうなるのかな？
⑤全ては総理大臣の責任かな？
⑥何も働かないで毎日過ごすのは本当に楽しいのかな？
⑦人、それぞれだな！　人それぞれの過ごし方があるのだな！　全ては御自由だな！
でも、それには誰かが手助けしないといけない。その人達は大変だな！
国家としてこれからどうなるのかな？
⑧まぁ、全てはどうでもいいか。所詮、小生などはもうすぐあの世に行く！　日本や日本人がどうなろうと関係ないか！

高齢化社会でふと考える

八十歳となった今の老医にとって、最近目に入るもの、耳に入る言葉が異なってきた。例えば、

「人生最終楽章を迎えた」

「私はもう半分死んでいる」

「いやいや人生は八十歳から」

等々。若い頃は、知らない、否、頭の中に全く入らなかった言葉であるが。何でこんな事に注意が向くようになったのか？

通勤の途中に見る人々の姿も変わってきた。なんと老人が多くなった事か。

皆、一生懸命歩いている（散歩？）。決まった時間に、毎日、真面目な顔をして（何を考えているのか？）。散歩と言えば、「楽しい事」「気を抜く事」「楽な気持ちで歩く事」と思っていたが、皆、正に一生懸命！何か重大な仕事をしているように見える。

若い頃は日常の忙しさのみに目が行っていたのか。歳を重ねると時間の余裕は誰でも出来てくるが、それに加えて、他人の一寸した行動、言葉にその人の人生の裏側が見えるようになってきたのかもしれない。良い事かどうか解らない。しかし、心の奥まで暗くなる事が多い。

「何事も知らぬが花か」

日本も高齢化がどんどん進んでいる。そして、その人達の健康状態も以前とは比較にならないほど良くなっている。高齢者がまだまだ働ける。どうも日本は国家として、その基本的な対策がまだまだであるような気がする。思い切って、国家として定年延長、高齢者の仕事を必死に作るのはどうであろうか。

日本人の基本的思考の変革、皆、難しいがしなければならぬ事は山ほどある。

後期高齢者の鬱病の原因

人生、八十年を迎えた。最近の小生の特徴の一つは、「鬱状態」にある事である。勿論、外見上、他人様にはなるべく見せないようにしている。このような「鬱状態」は我が人生に於いて初めての経験である。

「なぜ、このような状態になったのか？」

小生は、元来、そのような状態になる人間ではなかったと自分では思っている（そのような事が良いか悪いかは別だと思うが）。

最近、その原因で思い当たる事が心に浮かんだ。

それは、「我が人生のこれからの目的、目標が無くなった！」という事である。別に体の具合が悪いのではないが。

それを出発点として、我が八十年の人生を振り返り、自分ながら評価すると以下の如くになる（個人の勝手な思い上がりと批判されるかもしれないが）。

①世間的な名声も一応、得た。

②国内的にも、国際的にも。

③専門職の医師、脳外科医としても、一応の高い評価を得た。

④資産も、別に大金持ちではないが、まあまあ生活に困らない。

⑤子供達、孫達への遺産もまあまあある。

⑥子供達や孫達も学歴、職業、その素質とも、かなりの上位に行っている。

⑦仕事の面でも、創業した面も多く、多くの弟子達も教育し、育ててきた。
⑧後世に残す書物もかなり出来た
⑨そして現在は、宗教、哲学的な知識の蓄積もかなり出来た。
⑩幸いな事に尊敬する偉大な先人の何かに巡り合えた。

さて、これらの結論として「人生は終わった！　これ以上、俺に残された事はない！」。

これが高齢期の鬱病の原因であろう。

「これから何を目標、目的として生きて行けば良いのだ！」

勝手な言い草と人々は言うであろう。そう言われれば、小生は「国家、人民を動かした事はない！」。

しかし、これは本来、小生にはその素質がなく、たかが医者如きでは無理な話である。そして、何よりもそのような事に向かうには時間が残されていない。

さあ！　どうする？　時間ももう多く残されていない。

まあ、毎日、肉体労働をしなくてもよいから、もう一度ゆっくり考えてみるか！　或いは、もうどうでもよい事か？

おわりに

人生様々、どれが良い悪いの話ではなかろう。

しかし、長寿の世界になりつつある事は間違いない。さすれば、多くの老人は、自分も少しでも長生きしようと思われるであろう。そして大半の方が、そこそこ元気で長生きしたいと思われるであろう。

それには、自分自身の健康管理が勿論大切ではあるが、もう一つのポイントは、「医者の上手な使い方」であろう。

周知の如く、医者も様々。専門性の違いは当然としても、患者さんの診方、接し方、医者自身の人生の送り方等、様々である。

「丈夫で長生きする為には、上手な医者の使い方も少し勉強しておきましょう」

このような事にも焦点を絞り、本書を書かせて頂きました。

小生も年を取り、今更、名前を売ったり、医学界や医者同士で遠慮しなければならない事も極めて少なくなりました。そのような背景で書きました。

ほんの少しでも、丈夫で長生きするヒントを得て頂ければ幸いです。

五十余年《ごじゅうよねん》の経験《けいけん》を持《も》つ脳外科医《のうげかい》が語《かた》る
医者《いしゃ》の上手《じょうず》な使《つか》い方《かた》

2021年3月2日　初版第1刷

著　者 ―――――――― 神野哲夫《かんのてつお》
発行者 ―――――――― 松島一樹
発行所 ―――――――― 現代書林
〒162-0053　東京都新宿区原町3-61　桂ビル
TEL／代表　03(3205)8384
振替00140-7-42905
http://www.gendaishorin.co.jp/

ブックデザイン+DTP ―――― ベルソグラフィック
カバー写真 ―――――――― aijiro/Shutterstock
本文イラスト・画像 ―――― Elina Li,Kay Cee Lens and Footages/Shutterstock

印刷・製本　㈱シナノパブリッシングプレス
乱丁・落丁本はお取り替え致します。
定価はカバーに表示してあります。

ISBN978-4-7745-1888-6 C0047